DIETA MEDITERRÁNEA, DIETA CETOGÉNICA Y COCINA ITALIANA

Guía Para La Pérdida De Peso Fácil Y Comprobada Recetas De Planes De Comidas

Francesca Bernardi

ÍNDICE DE CONTENIDOS

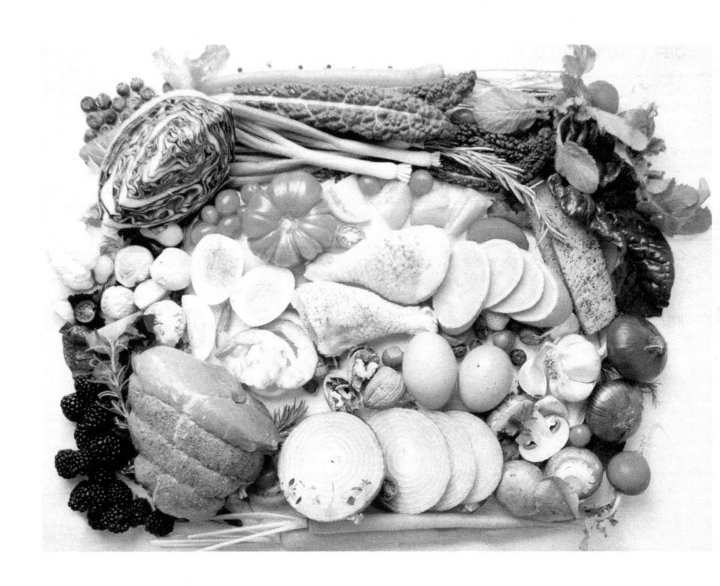

INTRODUCCIÓN

En nutrición, la dieta es el total de alimentos consumidos por un individuo u otro organismo. La palabra dieta implica típicamente el empleo de la ingesta específica de la nutrición por razones de salud o de control de peso (con los 2 típicamente relacionados), tenemos una tendencia a la unidad de área con el objetivo de hacer hincapié en 3 tipos de dieta, que son:

- La dieta mediterránea
- La dieta cetogénica
- La cocina italiana

DIETA MEDITERRÁNEA

Es una dieta apoyada en un montón de frutas y verduras, legumbres, cereales integrales, aceite de oliva, un consumo moderado de pescado y un poco o moderado de productos agrícolas, vino y carne. está impresionada por la dieta dentro del Mediterráneo antes de los años sesenta.

La dieta mediterránea se basa en los alimentos normales que la gente acostumbrada a comer países como Italia y Ellas en 1960.

Los investigadores observaron que estos individuos gozaban de una salud excepcional en comparación con los estadounidenses y tenían un riesgo ocasional de padecer las numerosas enfermedades de moda.

Numerosos estudios han demostrado actualmente que la dieta mediterránea provoca la pérdida de peso y facilita la prevención de los ataques cardíacos, los accidentes cerebrovasculares, los trastornos poligénicos de tipo dos y la muerte prematura.

No hay nadie que tenga derecho a seguir la dieta mediterránea, ya que hay varios países alrededor del Mar Mediterráneo y la gente completamente diferente|en varias|en numerosas} áreas podría haber comido diferentes alimentos.

Este artículo describe el patrón dietético generalmente prescrito en los estudios que aconsejan que es un medio de consumo saludable.

Las principales partes de la dieta mediterránea son:

- Consumo diario de verduras, frutas, cereales integrales y grasas saludables
- Consumo semanal de pescado, aves de corral, judías y huevos
- Partes moderadas de productos agrícolas
- Consumo limitado de carne de vacuno
- Otras partes vitales de la dieta mediterránea son compartir las comidas con la familia y los amigos, disfrutar de una copa de vino y mantenerse físicamente activo

¿Por Qué la Dieta Mediterránea?

El interés por la dieta mediterránea comenzó en los años sesenta con la observación de que las enfermedades coronarias causaban menos muertes en los países mediterráneos, como Ellas e Italia, que en los Estados Unidos y en la región geográfica.

La dieta mediterránea es uno de los planes de consumo saludable aconsejados por los indicadores dietéticos para los estadounidenses con el fin de mejorar la salud y detener el malestar crónico.

Además, la Organización Mundial de la Salud lo reconoce como un patrón dietético saludable y como una cualidad cultural intangible por la Organización de las Naciones Unidas para la Educación, la Ciencia y la Cultura.

La base de la dieta mediterránea son las verduras, las frutas, las hierbas, los frutos secos, las judías y los cereales integrales. Las comidas se elaboran en torno a estos alimentos de origen vegetal. Cantidades moderadas de granja, aves de corral y huevos también son fundamentales para la Dieta Mediterránea, al igual que los alimentos. En cambio, la carne de vacuno se consume sólo en ocasiones.

Grasas saludables

Las grasas saludables son un pilar de la dieta mediterránea. Se consumen en lugar de las grasas menos saludables, como las saturadas y las trans, que contribuyen a la enfermedad cardíaca.

El aceite de oliva es el principal suministro de grasa superpuesta dentro de la dieta mediterránea. El aceite proporciona grasa monoinsaturada, que se ha descubierto que reduce los niveles de esteroles totales y de lipoproteínas (LDL o "malas"). Los murciélagos y las semillas contienen además grasa monoinsaturada.

El pescado también es vital en la dieta mediterránea. Los pescados grasos -como la caballa, el arenque, las sardinas, el atún blanco, el salmón y la trucha de lago- son ricos en ácidos grasos poliinsaturados, un tipo de grasa que reduce la inflamación en el organismo.

¿Y el vino?

La dieta mediterránea generalmente permite el vino de forma escasa. aunque el alcohol se ha relacionado con un menor riesgo de afecciones cardíacas en algunos estudios, no es en absoluto tan inofensivo. Los indicadores dietéticos para los estadounidenses advierten de que no se debe beber o beber mucho normalmente por la idea de las posibles ventajas para la salud.Organización Cultural.

Comer el Mediterráneo significa

Estos consejos pueden ayudarle a empezar:

- **Come mucha fruta y verdura**: Intenta consumir entre siete y diez raciones diarias de fruta y verdura.

- **Opta por los cereales integrales**: Pásate al pan, los cereales y los alimentos integrales. Experimenta con diferentes cereales integrales, como el trigo bulgur y el farro.

- **Utilice grasas saludables**: intente sustituir la mantequilla por aceite una vez que haya cambiado de estado. en lugar de poner mantequilla u oleomargarina en el pan, intente mojarlo en aceite sazonado.

- **Come mucho marisco**: Coma el doble de pescado cada semana. El atún contemporáneo o envasado en agua, el salmón, la trucha, la caballa y el arenque son decisiones saludables. El pescado a la parrilla tiene un sabor elegante y necesita muy poca limpieza. Evite el pescado cocido.

- **Reduzca la carne roja**: Sustituye la carne por pescado, aves o legumbres. Si comes carne, asegúrate de que sea magra y que las partes sean pequeñas.

- **Disfruta de algunos lácteos**: Consume yogur griego o natural bajo en grasa y pequeñas cantidades de diversos quesos.

- **Dale sabor**: Las hierbas y especias potencian el sabor y reducen la necesidad de sal.

La dieta mediterránea puede ser un delicioso y saludable gracias a comer. muchos de nosotros Organización Mundial de la Salud cambiar a la actual variedad de consumo dicen que nunca va a comer los otros medios.

Plan de alimentación de 7 días

Este es un ejemplo de grado asociado de un plan de comidas de la dieta mediterránea de 7 días:

Día 1

- o **Desayuno**: un huevo frito, tostadas de trigo integral, tomates asados

Para obtener calorías adicionales, añada otro huevo o unas rodajas de aguacate a la tostada.

- o **Almuerzo:** anchoas asadas en aceite sobre una tostada de pan integral con un poco de jugo, un plato caliente compuesto por dos tazas de col rizada y tomates al vapor

- o **Cena:** 2 tazas de col rizada al vapor con tomate, pepino, aceitunas, zumo y queso parmesano, una porción de sardinas asadas con una rodaja de limón

Día 2

- o **Desayuno**: 1 taza de comida griega, media taza de frutas, como arándanos, frambuesas o nectarinas cortadas

Para obtener calorías adicionales, añada 1 ó 2 onzas de almendras o nueces.

- o **Almuerzo:** sándwich integral con verduras a la parrilla, como berenjena, calabacín, pimiento y cebolla

Para aumentar el contenido calórico, despliegue el humus o el aguacate sobre el pan antes de añadir los rellenos.

- o **Cena**: una porción de bacalao o salmón al horno con ajo y pimienta negra para dar sabor, una patata cocida con aceite y cebollino

Día 3

- o **Desayuno:** 1 taza de avena integral con canela, dátiles y miel, cubrir con frutas bajas en azúcar, como las frambuesas, 1 onza de almendras laminadas (opcional)

- o **Almuerzo:** alubias blancas hervidas con especias, como el laurel, el ajo y el comino, 1 taza de Eruca sativa con aderezo de aceite asociado y toppings de tomate, pepino y queso feta

- o **Cena:** media taza de pasta alimenticia integral con salsa de espaguetis, aceite de oliva y verduras a la parrilla, 1 cucharada de queso parmesano

Día 4

- o **Desayuno:** revuelto de dos huevos con pimientos, cebollas y tomates, cubrir con una onza de queso fresco o un cuarto de aguacate asociado

- o **Almuerzo:** anchoas asadas en aceite sobre una tostada de pan integral con un poco de jugo, un plato caliente compuesto por dos tazas de col rizada y tomates al vapor

- o **Cena:** 2 tazas de espinacas al vapor con un poco de zumo y hierbas, una alcachofa guisada con aceite, ajo en polvo y sal. Añada otra alcachofa para obtener una comida abundante y completa.

Día 5

- o **Desayuno:** 1 taza de comida griega con canela y miel por encima, mezclar una manzana cortada en exceso y almendras en rodajas

o **Almuerzo:**1 taza de quinoa con pimientos, tomates en conserva y aceitunas, garbanzos asados con orégano y tomillo, cubrir con trozos de queso feta o aguacate (opcional)

o **Cena:** 2 tazas de col rizada al vapor con tomate, pepino, aceitunas, zumo y queso parmesano, una porción de sardinas asadas con una rodaja de limón

Día 6

o **Desayuno:** dos rebanadas de pan integral tostado con queso blando, como queso, queso fresco o queso, añadir arándanos o higos cortados para endulzar

o **Almuerzo:** 2 tazas de verduras mixtas con tomate y pepino, una pequeña porción de pollo cocido con un chorrito de aceite vegetal y jugo

o **Cena**

verduras asadas al horno, como: alcachofa, zanahoria, calabacín, berenjena, batata, tomate. Se echan en aceite vegetal y hierbas significativas antes de la preparación. 1 taza de cuscús integral

Día 7

o **Desayuno:** avena integral con canela, dátiles y sirup, cubrir con frutas bajas en azúcar, como las frambuesas o las moras

o **Almuerzo:** calabacín guisado, calabaza amarilla, cebolla y patata en una salsa de tomate y hierbas

o **Cena:** 2 tazas de verduras, como Eruca sativa o espinacas, con tomate, aceitunas y aceite vegetal, una pequeña porción de pescado blanco, las sobras de la menestra de verduras del almuerzo

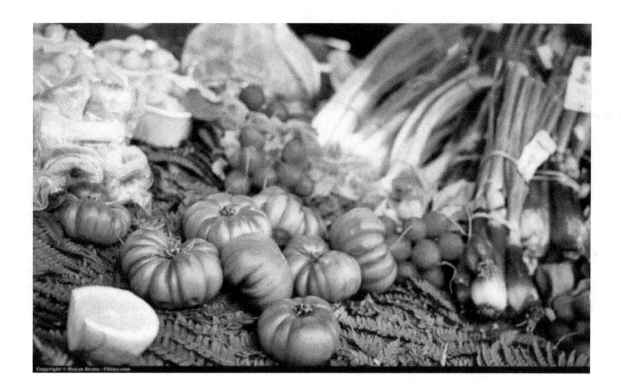

Aperitivos

Hay varias opciones de aperitivos que se ofrecen como parte de la dieta mediterránea.

Los bocadillos adecuados incluyen:

- una pequeña porción de round the bend
- frutas enteras, como naranjas, ciruelas y uvas
- frutas secas, junto con albaricoques e higos
- una pequeña porción de comida
- humus con apio, zanahorias o verduras alternativas
- aguacate en una tostada de pan integral

Ventajas para la salud

La dieta mediterránea recibe mucha atención por parte de los profesionales de la salud, ya que varios estudios comprueban sus ventajas.

Los beneficios de una dieta mediterránea incluyen:

- **Reducción de la probabilidad de disgustos**

Las pruebas sugieren que una dieta mediterránea podría reducir las posibilidades de sufrir un trastorno. Un estudio que apareció dentro de la región geográfica Journal of medication comparó 2 dietas mediterráneas con una dieta de rodamiento durante casi cinco años.

El análisis instruyó que la dieta redujo la posibilidad de problemas vasculares, junto con el accidente cerebrovascular, la insuficiencia cardíaca y la muerte, en alrededor de treinta p.c en comparación con el grupo de gestión.

Se necesitan más estudios para averiguar si los factores de forma, como la actividad física adicional y los sistemas de apoyo social ampliados, son en parte responsables de la menor incidencia de la cardiopatía en los países mediterráneos que en los Estados Unidos.

- **Mejorar la calidad del sueño**

En un estudio de 2018, los investigadores exploraron cómo la dieta mediterránea afecta al sueño.

Su análisis indicó que seguir una dieta mediterránea podría mejorar la calidad del sueño en los adultos mayores. La dieta no pareció tener efecto sobre la calidad del sueño en personas más jóvenes.

- **Pérdida de peso**

La dieta mediterránea también puede ser útil para las personas que intentan adelgazar.

Los autores de una revisión de 2016 observaron que los individuos con sobrepeso o con grasa perdieron más peso con la dieta mediterránea que con una dieta. El grupo de la dieta mediterránea logró resultados iguales a los de los participantes en dietas alternativas de pérdida de peso normal.

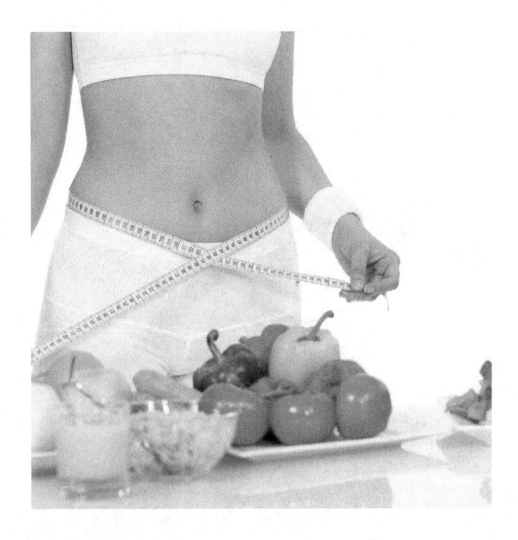

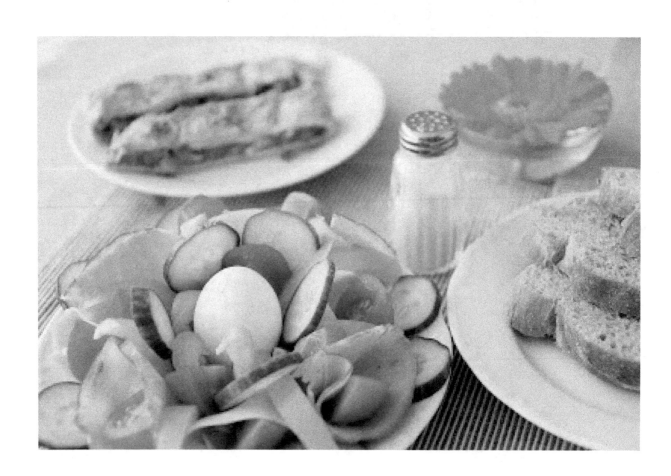

DIETA CETOGÉNICA

La dieta cetogénica podría ser un tipo de alimentación durante la cual la ingesta de azúcar se reduce tanto que el cuerpo comienza a obtener sus necesidades energéticas no de la aldohexosa, sino principalmente o únicamente.

Conceptos básicos de Keto

La dieta cetogénica podría ser una dieta terriblemente baja en carbohidratos y alta en grasas que comparte varias similitudes con las dietas Atkins y baja en carbohidratos.

Consiste en reducir drásticamente la ingesta de azúcar y cambiarla por grasa. Esta reducción de carbohidratos pone a tu cuerpo en un estado metabólico conocido como acetonemia.

Cuando esto sucede, su cuerpo se vuelve increíblemente económico en la quema de grasa para obtener energía. Además, convierte la grasa en cetonas dentro del hígado, que puede ofrecer energía para el cerebro.

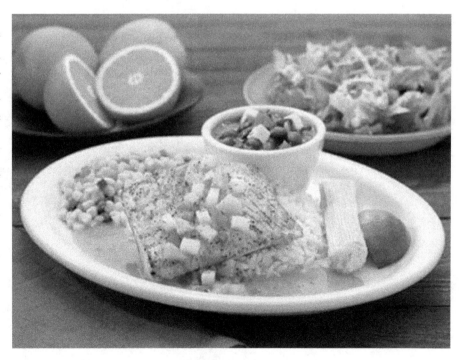

Las dietas cetogénicas provocan importantes reducciones en los niveles de glucosa y de agentes hipoglucemiantes. Esto, además de las cetonas infladas, tiene algunas ventajas para la salud.

Hay muchas versiones de la dieta cetogénica, incluyendo:

- **Dieta cetogénica estándar** (SKD): esta puede ser una dieta terriblemente baja en carbohidratos, moderada en supermoléculas y alta en grasas. Por lo general, contiene setenta grasa, 2 centésima supermolécula, y únicamente 100 por ciento de carbohidratos (9Fuente de confianza).

- **Dieta cetogénica cíclica** (CKD): Esta dieta implica períodos de refeeds de carbohidratos superiores, como cinco días cetogénicos seguidos de dos días de carbohidratos altos.

- **Dieta cetogénica dirigida** (TKD): Esta dieta te permite incluir carbohidratos durante los entrenamientos.

Alto supermolecule dieta cetogénica: esto puede ser una especie de dieta cetogénica habitual, sin embargo incluye supermolecule adicional. La relación de magnitudes suele ser grasa hora, supermolécula treinta y cinco, y carbohidratos cinco-hitter.

Sin embargo, sólo las dietas cetogénicas de calidad y de alta supermolécula se estudian ampliamente. las dietas cetogénicas circulares o dirigidas son formas adicionales avanzadas y utilizadas principalmente por los culturistas o atletas.

La información durante este artículo se aplica en gran medida a la dieta cetogénica de calidad (SKD), aunque varios de los principios idénticos, además, se aplican a las versiones opuestas.

¿Qué es la cetosis?

La cetosis podría ser un estado metabólico durante el cual su cuerpo utiliza la grasa como combustible en lugar de los carbohidratos.

Ocurre cuando se reduce considerablemente el consumo de hidratos de carbono, limitando la oferta de aldohexosa (azúcar) del organismo, que es el principal suministro de energía para las células.

Seguir una dieta cetogénica es la forma más práctica de entrar en acetonemia. Por lo general, esto implica limitar el consumo de carbohidratos a unos veinte a cincuenta gramos por día y llenar au fait grasas, como carne, pescado, huevos, nueces y aceites saludables.

Es además vital para moderar su consumo de supermoléculas. esto {puede ser} como resultado de la supermolécula puede nacer en aldohexosa si se consume en cantidades elevadas, lo que puede retrasar su transición a la acetonemia.

La práctica de la abstinencia intermitente también puede ayudarle a entrar en acetonemia más rápido. Hay muchos tipos alternativos de abstinencia intermitente, sin embargo, la metodología más común implica la limitación de la ingesta de alimentos a alrededor de ocho horas por día y la abstinencia durante las restantes dieciséis horas. Se puede acceder a pruebas de sangre, orina y aliento, que pueden facilitar la confirmación de si ha entrado o no en acetonemia mediante la actividad de la cantidad de cetonas creadas por su cuerpo.

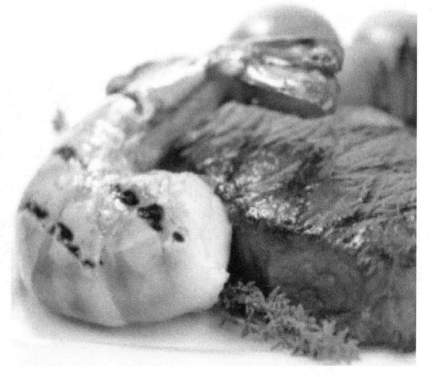

Ciertos síntomas también podrían indicar que se ha entrado en acetonemia, así como la sed exagerada, la sequedad de boca, la eliminación frecuente y la disminución del hambre o la apetencia.

Las dietas cetogénicas le ayudarán a adelgazar

Una dieta cetogénica es una forma eficaz de adelgazar y reducir los factores de riesgo de enfermedad.

De hecho, los análisis demuestran que la dieta cetogénica también es tan eficaz para la pérdida de peso como una dieta ocasional de grasas.

Lo que es adicional, la dieta es por lo tanto de llenado que sólo se slenderize mientras no la enumeración de calorías o la persecución de su consumo de alimentos.

Una revisión de trece estudios descubrió que seguir una dieta cetogénica muy baja en carbohidratos era ligeramente más sencillo para la pérdida de peso semipermanente que una dieta ocasional de grasas. los que siguieron la dieta cetogénica perdieron una media de dos libras (0,9 kg) sobre el grupo que siguió una dieta ocasional de grasas.

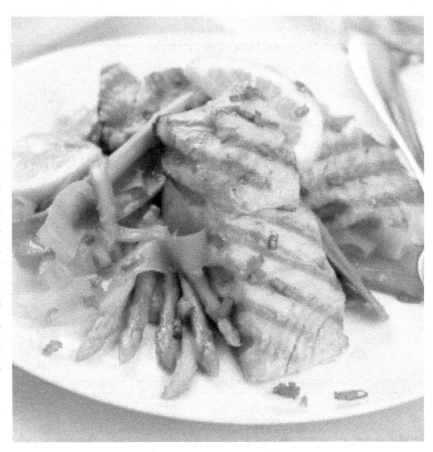

Además, el diodo semiconductor reduce los signos vitales de las pulsaciones y los niveles de lípidos.

Otro estudio realizado en treinta y cuatro adultos mayores descubrió que las personas que siguieron una dieta cetogénica durante ocho semanas perdieron casi 5 veces la cantidad máxima de grasa corporal total que las personas que siguieron una dieta ocasional de grasas.

Las cetonas infladas, los niveles de glucosa más bajos y la mejora de la sensibilidad a los agentes hipoglucemiantes también podrían desempeñar un papel clave.

Dietas cetogénicas para el trastorno poligénico y la prediabetes

La diabetes se caracteriza por cambios en el metabolismo, un alto nivel de glucosa y una alteración del agente hipoglucemiante.

La dieta cetogénica le ayudará a perder el exceso de grasa, que está estrechamente relacionado con el tipo de dos trastornos poligénicos, la prediabetes y el síndrome metabólico

Un estudio más antiguo descubrió que la dieta cetogénica mejoraba la sensibilidad a los agentes hipoglucemiantes en un setenta y cinco por ciento.

Un pequeño estudio realizado en mujeres con un trastorno poligénico de tipo 2 también descubrió que seguir una dieta cetogénica durante noventa días reducía considerablemente los niveles de hemoglobina A1C, lo que podría ser un indicador del control semipermanente de la glucosa.

Otro estudio realizado en 349 personas con el trastorno poligénico de tipo 2 encontró que las personas que siguieron una dieta cetogénica perdieron una media de 11,9 kg durante 2 años.

Lo que es adicional, además veterano mejoró la gestión de la glucosa, y por lo tanto el uso de medicamentos de glucosa ligada disminuyó entre los participantes a lo largo del curso del estudio.

Otras ventajas de la ceto para la salud

o **Enfermedad de Alzheimer**. La dieta cetogénica realmente se originó como una herramienta para el tratamiento de enfermedades de la medicina como la enfermedad del cerebro.

Los estudios han demostrado actualmente que la dieta tendrá ventajas para un buen tipo de condiciones de salud completamente diferentes:

o **Enfermedad cardíaca**. La dieta cetogénica facilitará la mejora de factores de riesgo como la grasa corporal, los niveles de lipoproteínas de alta densidad (buenas), los signos vitales y la glucosa.

o **Cáncer**. La dieta se está explorando actualmente como un tratamiento adicional para el cáncer, ya que debería facilitar el crecimiento lento del tumor.

La dieta ceto podría facilitar la reducción de los síntomas de la enfermedad de Alzheimer y retrasar su progresión.

- o **Epilepsia**. Los análisis han demostrado que la dieta cetogénica provoca una importante reducción de las convulsiones en los niños epilépticos.

- o **Enfermedad de Parkinson**. Aunque se requieren análisis adicionales, un estudio encontró que la dieta ayudó a mejorar los síntomas de la enfermedad de Parkinson.

- o **Síndrome de ovario poliquístico**. La dieta cetogénica facilitará el recorte de los niveles de agentes hipoglucemiantes, que pueden jugar un papel clave en el síndrome de ovario poliquístico.

- o **Lesiones cerebrales**. Algunos análisis sugieren que la dieta podría mejorar los resultados de las lesiones cerebrales traumáticas.

Alimentos para comer

Debes basar la mayor parte de tus comidas en estos alimentos:

- **Carne**: carne blanca, bistec, jamón, salchicha, tocino, pollo y pavo
- **Pescado graso**: salmón, trucha, atún y caballa
- **Huevos**: huevos enteros de pasto o con ácidos grasos omega-3
- **Mantequilla y nata**: mantequilla y nata de pasto
- **Queso**: quesos no procesados como el cheddar, el de cabra, el de nata, el azul o el de queso
- **Frutos secos y semillas**: almendras, nueces, semillas de lino, semillas de calabaza, semillas de chía, etc.
- **Aceites saludables**: aceite vegetal virgen adicional, aceite y aceite de aguacate
- **Aguacates**: enteros o recién creados
- **Verduras bajas en carbohidratos**: verduras inexpertas, tomates, cebollas, pimientos, etc.
- **Condimentos**: sal, pimienta, hierbas y especias

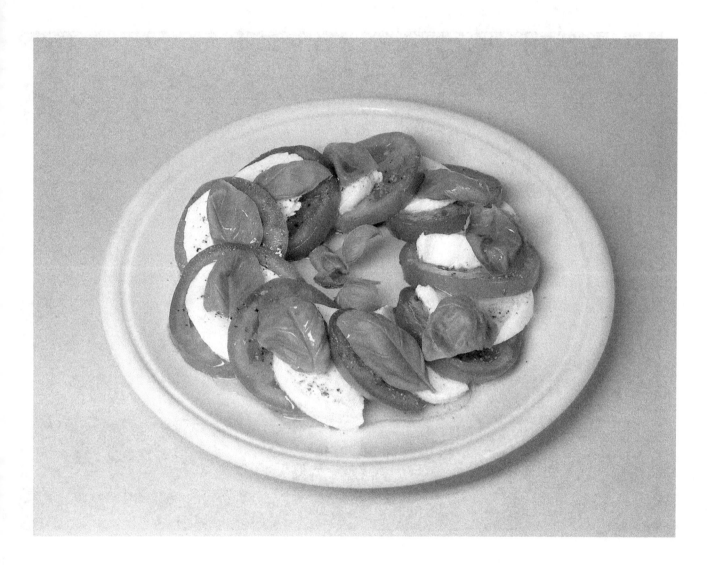

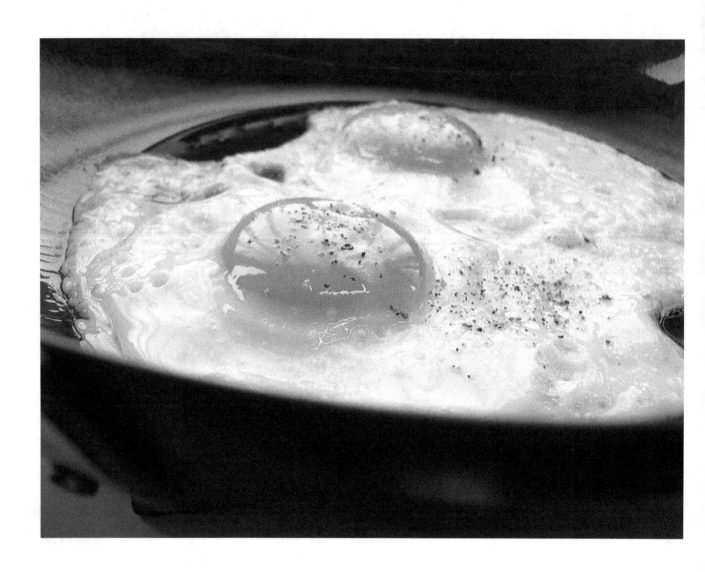

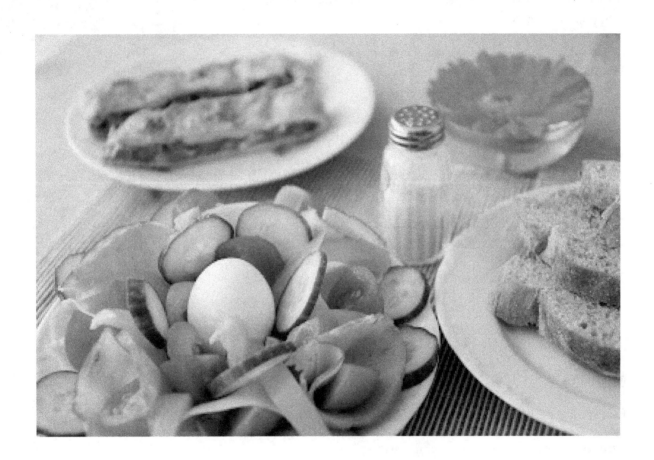

Un ejemplo de plan de ceto para una semana

Para ayudarte a empezar, aquí tienes un ejemplo de plan de dieta cetogénica para una semana:

Lunes

Desayuno: magdalenas de verduras y huevos con tomate

Almuerzo: ensalada con aceite vegetal, queso feta, aceitunas, y un plato de faceta

Cena: salmón con espárragos secos en mantequilla

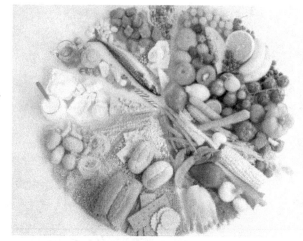

Martes

Desayuno: tortilla de huevos, tomate, albahaca y espinacas

Almuerzo: batido de leche de almendras, crema de leche, espinacas, chocolate y stevia (más batidos keto aquí) con una faceta de fresas en rodajas

Cena: tacos de concha de queso con condimento

Miércoles

Desayuno: pudín de chía con leche de nueces y coco y moras

Almuerzo: plato de camarones con aguacate

Cena: chuletas de cerdo con queso parmesano, brócoli y ensalada

Jueves

Desayuno: tortilla con aguacate, salsa, pimientos, cebolla y especias

Almuerzo: uno o dos palitos de apio con salsa y condimento

Cena: pollo con pesto y queso, y una faceta de calabacín a la plancha

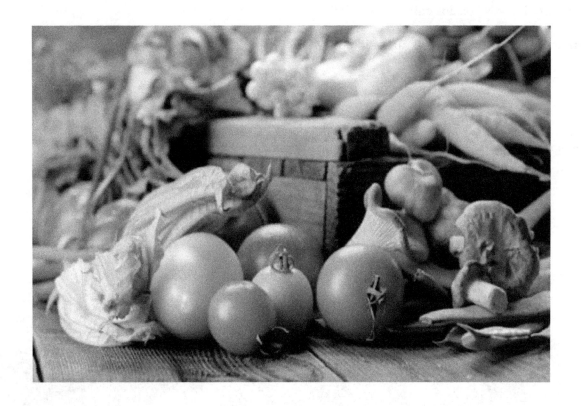

<u>**Viernes**</u>

Desayuno: griego sin azúcar, yogur de leche para untar, chocolate y bayas

Almuerzo: tacos de carne de vacuno envueltos en lechuga con pimientos en rodajas

Cena: coliflor cargada y verduras mixtas

<u>**Sábado**</u>

Desayuno: tortitas de queso con arándanos y una faceta de setas a la plancha

Almuerzo: Plato de "fideos" de calabacín y remolacha

Cena: pescado blanco tostado en aceite con col rizada y pino cocido

<u>Domingo</u>

Desayuno: huevos cocidos con y setas

Almuerzo: pollo benni bajo en carbohidratos y brócoli

Cena: pasta de calabaza a la boloñesa

Intenta siempre rotar las verduras y la carne a largo plazo, ya que cada tipo aporta nutrientes y ventajas para la salud completamente diferentes.

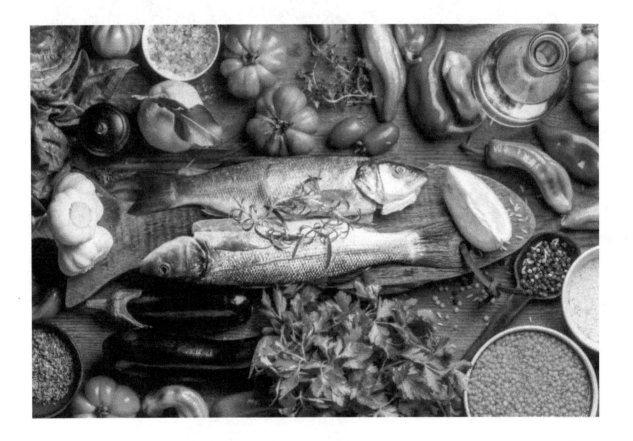

Aperitivos saludables de ceto

En caso de que tenga hambre entre comidas, aquí hay algunos tentempiés saludables y aprobados por la ceto:

- Carne o pescado graso
- Queso
- Un puñado de semillas de marras o de semillas
- Bocados de platos keto
- Aceitunas
- Uno o dos huevos duros o endiablados
- Barritas aptas para cetonas
- 90% de chocolate
- Yogur griego desnatado mezclado con pasta para untar y chocolate
- Pimientos y salsa
- Fresas y queso fresco de granja
- Apio con condimento y salsa
- Cecina de vaca
- Partes más pequeñas de las comidas sobrantes
- Bombas de grasa

Efectos secundarios y la forma de atenuarlos

Aunque la dieta cetogénica es a veces segura para muchas personas sanas, también hay algunos efectos secundarios iniciales mientras su cuerpo se adapta.

Hay algunas pruebas anecdóticas de los efectos generalmente observados porque la enfermedad respiratoria ceto (38Trusted Source). informes de apoyo de algunos en el arreglo de la ingestión, es típicamente más dentro de un par de días.

Los síntomas reportados de la enfermedad ceto respiratoria abrazan la flojedad de los intestinos, el estreñimiento y la expulsión (39Fuente confiable). los síntomas alternativos menos comunes incluyen:

⇒ Escaso rendimiento energético y mental

⇒ Aumento del hambre

⇒ Problemas de sueño

⇒ Náuseas

⇒ Molestias digestivas

⇒ Disminución del rendimiento del ejercicio

Para minimizar esto, podrás intentar una dieta diaria baja en carbohidratos durante las primeras semanas. esto podría enseñar a tu cuerpo a quemar grasa adicional antes de eliminar por completo los carbohidratos.

Una dieta cetogénica puede incluso modificar el equilibrio hídrico y mineral de su cuerpo, por lo que añadir sal adicional a sus comidas o tomar suplementos minerales podría facilitarlo. consulte a su médico sobre sus deseos de proceso orgánico.

Al menos en el inicio, es vital para comer hasta que esté lleno y evitar la limitación de calorías una cantidad excesiva. Por lo general, una dieta cetogénica causa la pérdida de peso, mientras que no la restricción calórica intencional.

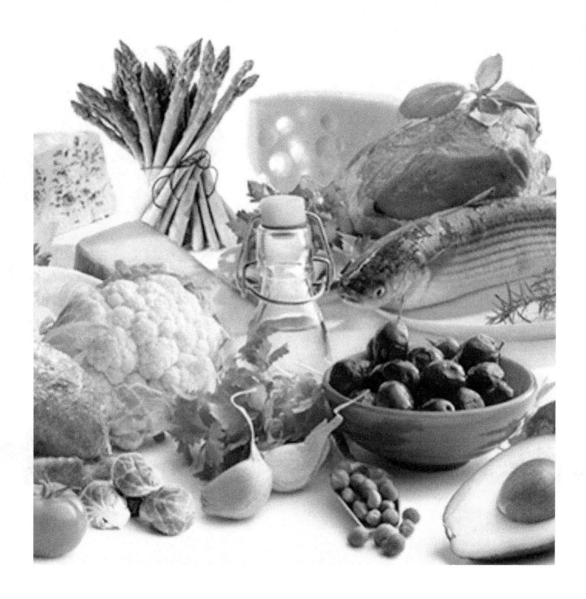

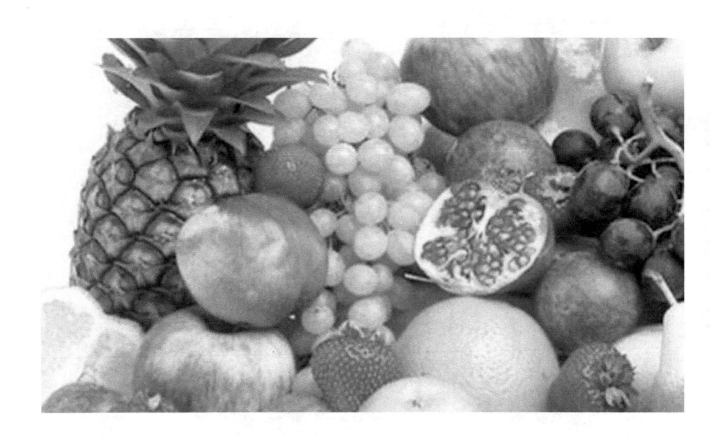

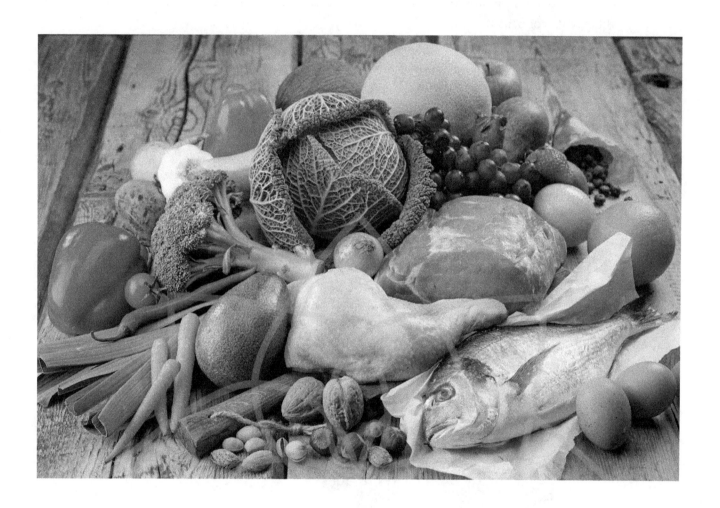

Suplementos para una dieta cetogénica

Aunque no se necesitan suplementos, algunos son útiles.

- **El aceite MCT**. más a las bebidas o al yogur, el aceite MCT proporciona energía y ayuda a aumentar los niveles de compuestos orgánicos. comprar aceite MCT en línea (42Suministro de confianza, 43Fuente de confianza).

- **Minerales**. La sal y los minerales alternativos son vitales una vez que se empieza debido a los cambios en el equilibrio del agua y los minerales (44Trusted Source).

- **Cafeína**. La cafeína tendrá ventajas para la energía, la pérdida de grasa y el rendimiento (45).

- **Cetonas exógenas**. Este suplemento podría facilitar el aumento de los niveles de compuestos orgánicos del cuerpo (46Trusted Source).

- **Creatina**. El aminoácido proporciona variadas ventajas para la salud y el rendimiento. esto facilitará si está combinando una dieta cetogénica con el ejercicio (47Fuente de confianza).

- **Suero de leche**. Utilice [*fr1] un cacito de macromolécula de suero de leche en batidos o yogures para ampliar su ingesta diaria de macromoléculas.

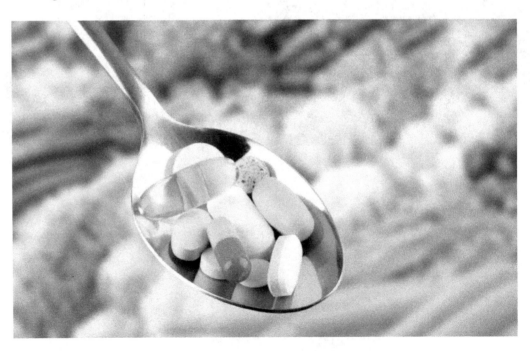

COCINA ITALIANA

"La comida italiana es atrevida y satisfactoria sin ser significativa. Está hecha y texturizada y utiliza toda una paleta de sabores", dice Arcángel Chiarello, cocinero y propietario de Bottega en la depresión natural de la col china de California y autor del libro de cocina Bottega. "Disfrutar de la cocina italiana es una experiencia adicional, no intelectual. Viene de un lugar emocional adicional que es terriblemente redolent".

Una vez que los inmigrantes italianos llegaron por primera vez a las costas yanquis, no pudieron notar su aceite vegetal honesto, los porcinis secos, el prosciutto y el balsámico, por lo que se adaptaron a los ingredientes que los rodeaban, lo que resultó en más carnes y salchichas en los platos, además de una porción saludable de ajo. Y así nació la comida americana-italiana. Sin embargo, confundir eso con la auténtica y antigua cocina italiana haría que sus papilas gustativas se quedaran sólo con la historia.

Una comida típica italiana

Hay que reconocer que la comida italiana es una celebración de la manufactura, y la macromolécula podría ser un pensamiento secundario", dice Chiarello. Una comida italiana típica puede comenzar con un gigantesco plato de antipasti, en el que predominan las verduras (como pepperoncini, setas y corazones de alcachofa) y una variedad de carnes curadas (como prosciutto y capicola). A continuación, se pasa a un plato de pasta alimenticia baja, que va seguido de una proteína ligera -quizás una pierna de cordero, simplemente por lo deliciosamente preparada-. "A medida que la comida avanza, se vuelve más sencilla", dice Chiarello. "Las comidas italianas tienden a poseer un crescendo inverso".

Ingredientes tradicionales italianos

Desde ese crescendo inicial hasta el último bocado saboreado, cada auténtico plato italiano se construye con los ingredientes más básicos, pero más sápidos. "Las mercancías tradicionales son importantes dentro de los sabores del país europeo, que, en su mejor momento, se apoyan en la estacionalidad y la vecindad", dice Lidia Bastianich, cocinera y propietaria de Felidia, Becco, Esca, Del Posto y Eataly en la ciudad de la Gran Manzana y, por tanto, autora de Lidia's European country in America.

El aceite de oliva es la piedra angular de la mayoría de los cambios de estado italianos (para cocinar, freír y rociar), y luego vuelven las verduras. El vinagre balsámico reclama continuamente un lugar de primera categoría en la sala italiana asociada, y usted estaría angustiado por buscar un cocinero mientras no tenga una cuña de Grana Padano o Parmigiano-Reggiano al alcance del brazo.

Hacer la comida adecuada

Introduzca los almidones siempre de moda, que ar utilizado como un vehículo para los sabores alternativos- desde el arroz Arborio, que hace que el arroz italiano más cremoso, a la pasta alimentaria, tortellini, y ziti. una vez que hacer la recepción de cocina italiana listo, la primavera de los alimentos más simples que usted simplemente va a pagar. Eso es, por supuesto, a menos que se sienta audaz y necesite crear los suyos propios.

RELACIONADO: una forma de cocinar la comida al completo cuando sea

Es mucho más fácil crear comida de lo que se piensa. aunque hay abundancia de aparatos de lujo asociados por ahí - tablas de ñoqui, extrusoras de mano, y máquinas de cavatelli - todo lo que se necesita podría ser un aparato de cocina, un utensilio de cocina, y una superficie suave y cómoda. "La pasta es una de las mejores partes para intentar hacerla, pero la gente le tiene miedo", dice Bastianich. Añade un poco de huevo y un poco de aceite, bate a muerte el aparato de cocina y se forma la masa. (Consejo: una vez que la masa empiece a arrastrarse por la faceta del procesador, estará lista). A continuación, utiliza la lógica directa. Si la masa está demasiado pegajosa, añade harina; si está demasiado seca, añade agua. Deja reposar la masa, luego extiéndela y córtala. Es así de sencillo.

Tanto si opta por crear los suyos propios como si no, empezar con platos de comida sencillos podría ser una buena manera de llevar los sabores del país europeo a su mesa. intente recetas que tengan simplemente 2 o 3 ingredientes, cree una salsa en cinco minutos y parta de ahí. "Escucha a tu paladar. Si te dice que calmes el sabor de la anchoa, hazlo. Si quiere crear un plato más ligero, añada verduras, como brotes de brócoli", dice Bastianich. Es una ciencia versátil.

Por último, tenga en cuenta que la comida italiana inteligente comienza con la mirada. crce que los ingredientes de calidad son una prioridad una vez que está transfiriendo la cocina italiana a su habitación. Y una vez que usted nota un plato que usted simplemente ama, se adhieren a ella. "Practica hasta que seas capaz de sacarlo adelante sólo con el corazón y las manos, como hacen los italianos", dice Chiarello. Una vez que ese plato esté formado, pasa a otro o a una técnica de sustitución y en poco tiempo tendrás un montón de comidas deliciosas a tu disposición.

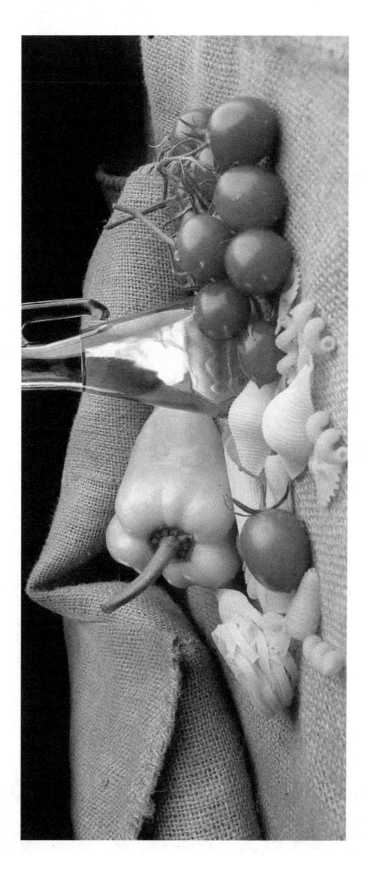

Recetas clásicas italianas

Ribollita

La Ribollita podría ser una instrucción para el confort humeante en un mismo cuenco. Esta clásica sopa toscana está repleta de verduras recientes (col rizada, zanahorias, tomates) y judías blancas. Es una comida en un tazón muy, debido al pan dentro del caldo y por lo tanto la generosa porción de parmesano. Sírvela con un vino ligero y picante.

Albóndigas de ricotta

Utilizar el doble de queso -queso cremoso y pecorino salado- hace que estas albóndigas estén hechas e intensamente sabrosas. Y en lugar de la típica mezcla de carne de vaca y cerdo, esta instrucción se actualiza con jamón parmacotta italiano (piense en una mezcla de prosciutto y un jamón horneado estilo deli).

Pizza Margherita al estilo napolitano

Esta interpretación clásica de una notable tarta de la metrópoli utiliza simplemente un par de ingredientes: tomates triturados, aceite de oliva, queso reciente y hojas de albahaca. no hay ninguna necesidad de una piedra para tartas de pizza ni de ningún otro instrumento de lujo para copiar una tarta de pizza napolitana en casa: la masa casera, la técnica y el alto calor del aparato de cocina pueden dar resultados inimaginables.

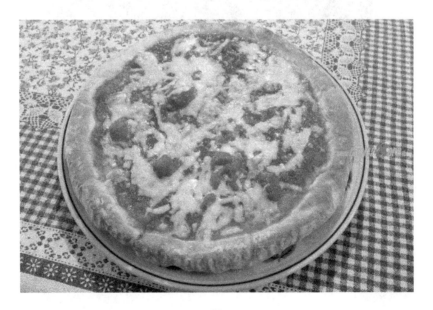

Tortellini con pesto de brócoli

Este animado plato de comida utiliza la pasta, un alimento con forma de rosquilla originario del estado del género de las dicotiledóneas asteridas. puede mezclarlas con un plato de pesto a base de brócoli que actualiza la clásica combinación de hierbas recientes, piñones, queso parmesano y aceite.

Guiso de bacalao y tomate con especias y gremolata

El pescado de este abundante y delicioso guiso absorbe el caldo de tomate con infusión de cilantro y pimentón mientras se cocina. Si busca otro para el bacalao, el abadejo salvaje de Alaska es delicado y similar en sabor y textura.

Cacio e Pepe clásico

Cacio e pepe, que se interpreta como "queso y pimienta", podría ser un plato clásico de la cocina romana que recibe el nombre de dos de sus ingredientes principales: El queso pecorino, que en el habla romana no estándar se entiende como cacio, y la pimienta negra. No se deje engañar por su sencillez; el cacio e pepe podría ser un plato que, una vez creado con ingredientes de calidad y, por tanto, con la técnica adecuada, puede hacer que vuelva toda la vida.

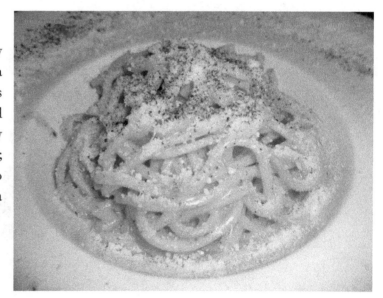

Tarta de aceite de nectarina

La masa de este pastel se forma doblemente tierna debido a la mezcla de aceite con nectarinas satinadas en forma de puré. la cobertura de fruta con sal marina hace que sea la combinación de sabor dulce-salado de última palabra.

10 Mejores Recetas de Comida Italiana | Recetas italianas sencillas

1. **Plato Caprese con Salsa Pesto**. Nada como un plato de tomate reciente en los veranos! un buen bocado de aperitivo para comenzar su comida con. esta mezcla de tomates jugosos y queso plato plano con salsa pesto recién creado podría ser un distinto sin embargo sencillo. Ofrece un giro al clásico plato caprese.

2. **Panzenella**. Panzenella podría ser un plato de pan toscano, ideal para el verano. No sigue una instrucción seleccionada, sin embargo los 2 ingredientes que no enmienda ar tomates y pan. Este plato es agradable con una copa de Prosecco calmante y mucho sol!

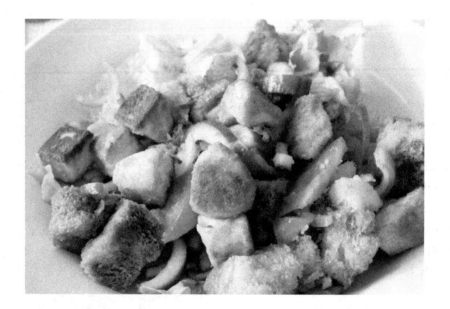

3. **Bruschetta**. Un plato de aperitivo, la bruschetta tiene pan plano a la parrilla con verduras, ajo frotado y el tomate se combinan. un pan rústico en rodajas y plana con coberturas completamente diferentes - el tomate de hoja perenne-albahaca y un hongo inspirado-ajo. El clásico entrante italiano!

4. **Pan de focaccia**. La masa fresca es plana con cebollas caramelizadas, aceitunas, rodajas de tomate, hojas de albahaca, queso parmesano rallado y horneado ¡delicioso!

5. **Comida Carbonara**. Este sencillo plato de comida romana deriva su nombre de 'carbone' que significa carbón. era absolutamente una comida popular los mineros del carbón. la primera instrucción necesita güanciale, que es la mejilla de cerdo, sin embargo, ya que su no simplemente ofrecido, el cocinero ha utilizado el tocino en su lugar.

6. **Pizza Margherita**. Te apetece un pastel de pizza caliente, recién salido del horno? ¡Produce uno en casa! El pastel de pizza Margherita es una de las banderas italianas más idolatradas, ya que sólo requiere un par de ingredientes sencillos y se obtienen resultados increíblemente deliciosos.

7. **Risotto de setas**. Un recipiente lleno de arroz italiano mantecoso con la bondad de las setas. Un tazón saludable de arroz italiano con setas tiene ventajas bastante podrás asumir. un buen suministro de macromoléculas, potente inhibidor e incluso tiene propiedades para combatir el cáncer. Esta instrucción de arroz italiano con setas podría ser una instrucción deliciosa además de ser simple y rápida! agradable para alimentar a una horda hambrienta!

8. **Comida Con Pomodoro E Basilico**. Este es que la salsa al horno más simple y sencillo, por lo tanto es el punto de referencia de un cocinero casero italiano decente. Esta barca de estar entre las primeras recetas italianas de alimentos. simple y rápido, esta instrucción de alimentos se creará por debajo de 0,5 hora asociado. función de un desayuno, paquete para dejeuner del niño o saborear como un aperitivo de la noche. usted será capaz de incluso cocinar esto para un off-the-cuff y la cena perezoso y combinar esto con vino.

9. **Postre** - El pastel 'pick-me-up'La agradable instrucción de postre con los dedos de esponja empapado en ocasional, estratificado alrededor y manchado con una mezcla de queso cremoso. La palabra "tiramisú" en italiano significa que 'pick-me-up'. debido a su patada de cafeína que hace positivo!

10. **Lasagna**. El último plato italiano tiene que ser esta instrucción de Lasagna. El secreto de la instrucción de lasaña más sencilla reside en la salsa boloñesa totalmente creada y hecha a mano, y esta lasaña de bacon y cordero presume de ser deliciosa. Cargado con queso parmesano y estratificado con una combinación de verduras, tiras de tocino y cordero picado, esta instrucción de lasaña no tiene nada de bueno.

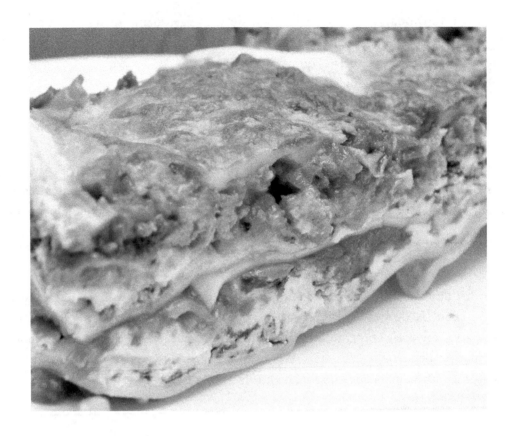

RECETAS

PASTEL DE ACEITE DE OLIVA

RENDIMIENTO: 1 PASTEL, UNAS 8 RACIONES

Este pastel, húmedo y denso, es un postre clásico italoamericano y presenta los matices florales del aceite de oliva en lugar del aceite de coco o la margarina. Sírvalo después de un delicioso plato de pasta y una abundante ensalada, junto con una cucharada de helado.

1 taza de harina de arroz integral superfina

½ taza de fécula de patata

¼ de taza de harina de tapioca

1 cucharadita de goma xantana

1 cucharadita de sal

2 cucharaditas de polvo de hornear

1 taza de azúcar

3 cucharadas de zumo de limón

¾ de taza de aceite de oliva

½ taza + 2 cucharadas de leche no láctea

Azúcar en polvo, para espolvorear

• Precalentar el horno a 350°F. Engrasa ligeramente y enharina (arroz integral) un molde redondo de 8 pulgadas.

• En un bol grande, bata la harina de arroz integral superfina, la fécula de patata, la harina de tapioca, la goma xantana, la sal, la levadura en polvo y el azúcar. Añadir el zumo de limón, el aceite de oliva y la leche no láctea y batir hasta que quede muy suave. Repartir la masa en el molde preparado y hornear durante 40 minutos, o hasta que los bordes estén ligeramente dorados y un cuchillo insertado en el centro salga limpio. Dejar enfriar antes de espolvorear ligeramente con azúcar en polvo y cortar con un cuchillo de sierra. Guárdelo tapado hasta 3 días.

CUPCAKES DE CARAMELO AL BOURBON

RENDIMIENTO: 12 MAGDALENAS

El bourbon es uno de mis sabores favoritos porque combina perfectamente con mis otros sabores favoritos, la vainilla y el azúcar moreno. Estos chicos malos se llevan los tres sabores y son una adición muy elegante a una bandeja de postres. ¿No te gusta el bourbon? Puedes sustituirlo por sidra de manzana o leche no láctea.

1¼ tazas de harina de arroz integral superfina

¾ de taza de harina de sorgo

¾ de taza de fécula de patata

¼ de taza de harina de arroz blanco dulce

1½ cucharaditas de goma xantana

2 cucharaditas de polvo de hornear

1 cucharadita de bicarbonato de sodio

1 cucharadita de sal

¾ de taza de aceite de oliva

1 taza de azúcar moreno

⅓ taza de azúcar

2 cucharadas de melaza

2 cucharaditas de extracto de vainilla

1 cucharada de semillas de chía molidas mezcladas con ¼ de taza de agua

½ taza de bourbon

1 taza de agua helada

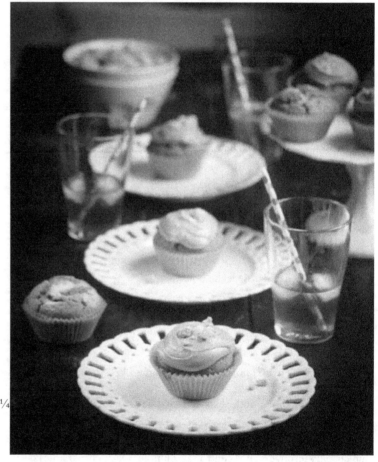

- Precaliente el horno a 350°F. Forrar 12 moldes para muffins con forros de papel.

- En un bol mediano, bata la harina de arroz integral, la harina de sorgo, la fécula de patata, la harina de arroz blanco dulce, la goma xantana, la levadura en polvo, el bicarbonato y la sal.

- En otro bol más grande, combinar el aceite de oliva, los azúcares, la melaza, 1 cucharadita de extracto de vainilla y la mezcla de chía. Añada un poco de la mezcla de harina, el bourbon y un poco del agua fría más la cucharadita restante de extracto de vainilla y mezcle hasta que quede suave. Repita la operación con la mezcla de harina y el agua hasta que todo se haya incorporado por completo. Mezclar la masa a alta velocidad durante 1 minuto con una batidora eléctrica, o unos cincuenta golpes a mano.

- Vierta ⅓ de taza de masa en cada molde de magdalenas preparado y hornee de 25 a 30 minutos, o hasta que al insertar un cuchillo en el centro éste salga limpio. Deje que se enfríen completamente antes de cubrirlos con el glaseado de caramelo. Guárdelo tapado hasta 2 días.

CREMA DULCE DE ANACARDOS

RENDIMIENTO: 5 CUPS

Esta receta es un fantástico sustituto de los quesos cremosos de base láctea, de la nata montada, etc. Guárdela en un recipiente hermético en el frigorífico durante un máximo de 2 semanas. La crema de anacardos también puede congelarse y descongelarse para su uso posterior, sin que ello afecte al sabor o al color. Sólo tiene que descongelar en la nevera durante la noche antes de usarla.

4 tazas de anacardos crudos

1 taza de agua

1 cucharadita de extracto de vainilla

3 cucharadas de jarabe de arce o agave

⅛ cucharadita de sal

• Antes de prepararlos, ponga los anacardos en un bol grande y cúbralos con 2,5 cm de agua. Déjelos en remojo de 2 a 4 horas y luego enjuáguelos bien. Ponga los anacardos en un procesador de alimentos junto con el agua, el extracto de vainilla, el jarabe de arce y la sal. Bata hasta que quede suave, raspando los lados cuando sea necesario.

• Seguir batiendo, unos 7 minutos, hasta que esté muy suave y cremosa. Utilizar como cobertura de una variedad de golosinas como lo haría con la nata montada, o como se indica en las recetas. Guárdelo en un recipiente hermético en el frigorífico hasta 1 semana.

TARTA DE MARBELLA

RENDIMIENTO: 10 RACIONES

En mi opinión, este magnífico pastel no necesita glaseado, ya que ofrece mucha dulzura por sí solo. Además, si se sirve sin adornos es la mejor manera de mostrar sus llamativos remolinos.

¾ de taza de harina de arroz blanco

½ taza de harina de arroz integral

¾ de taza de harina de besan/garbanzos

1 taza de fécula de patata

1½ cucharaditas de goma xantana

2½ cucharaditas de polvo de hornear

1 cucharadita de bicarbonato de sodio

1 taza de azúcar

1 cucharadita de sal

¾ de taza de aceite de oliva

2 tazas de agua muy fría

2 cucharadas de zumo de limón

¼ de taza de cacao en polvo

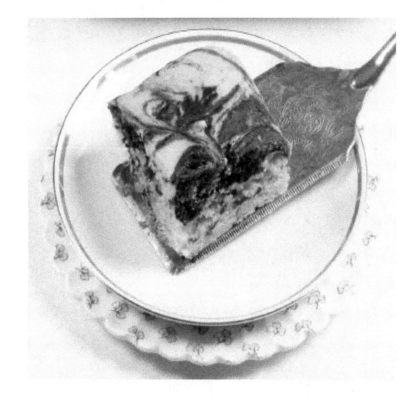

• Precaliente el horno a 350°F. Engrasar ligeramente un molde para pasteles de 8 × 8 pulgadas. En un bol grande, bata las harinas de arroz, el besan, la fécula de patata, la goma xantana, la levadura en polvo, el bicarbonato, el azúcar y la sal. Añadir el aceite de oliva, el agua y el zumo de limón y remover bien para conseguir una masa muy suave.

• Vierta un tercio de la masa en un cuenco y bata el cacao en polvo hasta que se mezcle de manera uniforme. Extienda la masa de la tarta amarilla en el molde preparado y, a continuación, deje caer cucharadas de la masa de chocolate sobre la amarilla. Utilice un cuchillo de mantequilla para mezclar suavemente las dos masas en un patrón suelto y uniforme.

• Hornea el pastel de 35 a 40 minutos, o hasta que al insertar un cuchillo en el centro éste salga limpio. Dejar enfriar antes de cortar con un cuchillo de sierra. Guárdelo tapado hasta 3 días.

TARTA DE MANZANA

RINDE: 1 TARTA

La Tarta de Manzana es perfecta para hornear cuando se quiere "sorprender" sin mucha complicación. Esta tarta es extra húmeda y sabrosa con la adición de manzanas frescas. El secreto es cortar las manzanas en rodajas finas y uniformes. No las quieres demasiado finas, pero aproximadamente ¼ × 1 × 1 pulgada es lo adecuado.

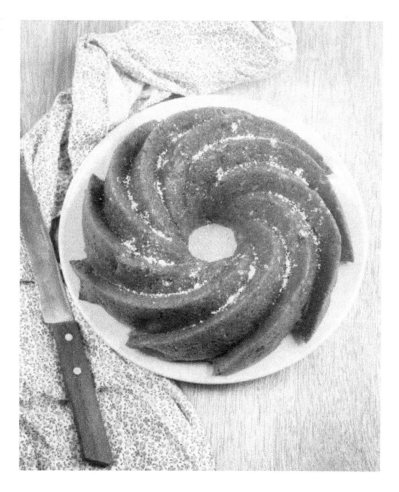

¾ de taza de harina de arroz integral

¾ de taza de harina de besan/garbanzos

½ taza de fécula de patata

1 cucharadita de goma xantana

1 cucharadita de polvo de hornear

1 cucharadita de bicarbonato de sodio

2 cucharaditas de canela

¾ de taza de margarina no láctea derretida

1 taza de azúcar

½ taza de azúcar moreno

1 cucharadita de extracto de vainilla

1 taza de leche no láctea

1 cucharada de aceite de oliva

4 manzanas, peladas, cortadas en cuartos y en trozos finos

- Precaliente el horno a 350°F. Engrasar ligeramente un molde de tubo antiadherente de tamaño estándar.

- En un bol mediano, bata la harina de arroz integral, el besan, la fécula de patata, la goma xantana, la levadura en polvo, el bicarbonato y la canela.

- Haga un pozo en el centro y añada el resto de los ingredientes, excepto las manzanas, removiendo bien después de añadir todo. Mezclar bien, unos cincuenta golpes. Incorpore las manzanas hasta que estén completamente incorporadas. Repartir la masa del pastel en el molde preparado y hornear de 65 a 70 minutos, o hasta que al insertar un cuchillo en el centro éste salga limpio. Si utiliza un molde de otro tamaño, compruebe si está listo alrededor de los 40 minutos utilizando la prueba del cuchillo.

- Deje que se enfríe durante 1 hora y, a continuación, pase un cuchillo por el exterior y el interior del pastel para aflojarlo. Déle la vuelta sobre una rejilla.

- Espolvorear con azúcar glas justo antes de servir. Almacenar tapado hasta 2 días.

TARTA DE RON

RENDIMIENTO: 10 RACIONES

Esta es una joya de tarta que mi madre hacía a menudo cuando yo era una niña, y que no aprecié hasta que fui una adulta en toda regla. Aunque la receta original de mi madre no es sin gluten ni vegana, puedo asegurar que esta versión es igual de increíble.

PASTELERÍA

¾ de taza de harina de arroz blanco

½ taza de harina de arroz integral

¾ de taza de harina de besan/garbanzos

1 taza de fécula de patata

1½ cucharaditas de goma xantana

2½ cucharaditas de polvo de hornear

1 cucharadita de bicarbonato de sodio

1 taza de azúcar

1 cucharadita de sal

½ taza de ron

1½ tazas de agua

½ taza de aceite de oliva

3 cucharadas de zumo de lima

1 taza de pacanas o nueces picadas

SALSA DE RON

½ taza de margarina no láctea

½ taza de ron

½ taza de agua

1 taza de azúcar

•   Precalentar el horno a 325°F y engrasar ligeramente un molde para Bundt cake de tamaño estándar. En un bol grande, bate las harinas, la fécula de patata, la goma xantana, la levadura en polvo, el bicarbonato, el azúcar y la sal.

•   Hacer un pozo en el centro de la mezcla de harina y añadir el ron, el agua, el aceite de oliva y el zumo de lima. Remover bien hasta que la masa esté muy suave. Espolvorear las nueces picadas en el fondo del molde del Bundt cake y luego verter la masa sobre las nueces. Hornear de 60 a 65 minutos en la rejilla central del horno, hasta que suba y se dore. Una vez que el pastel haya terminado de hornearse, guárdelo en el molde mientras prepara la salsa de ron.

•   Para la salsa, en una cacerola pequeña, combinar la margarina, el ron, el agua y el azúcar. Llevar la mezcla a ebullición a fuego medio, removiendo a menudo. Hervir durante 5 minutos y, a continuación, rociar con cuidado la salsa sobre la parte superior de la tarta mientras está bien colocada en el molde. Deje reposar el pastel entre 45 minutos y 1 hora y, a continuación, invierta el pastel con mucho cuidado en un plato plano. Servir a temperatura ambiente. Guárdelo tapado hasta 2 días.

PAN DE CALABAZA CON TROCITOS DE CHOCOLATE

RENDIMIENTO: 1 PANEL

Un giro divertido en un viejo favorito, las chispas de chocolate añaden un toque extra de dulzura a este húmedo pan de calabaza. Para una delicia extra, utiliza este pan como base para la receta de budín de pan.

2 cucharadas de harina de linaza

4 cucharadas de agua

½ taza de margarina no láctea

1½ tazas de azúcar

1 taza de puré de calabaza en lata

¾ de taza de harina de sorgo

⅓ taza de harina de trigo sarraceno

⅓ taza de fécula de patata

¼ de taza de harina de arroz blanco dulce

1 cucharadita de goma xantana

½ cucharada de levadura en polvo

¾ de cucharadita de bicarbonato de sodio

⅛ cucharadita de sal

1 taza de chispas de chocolate no lácteo

- Precalentar el horno a 350°F. En un tazón pequeño, combinar la harina de linaza y el agua y dejar reposar durante 5 minutos, hasta que se gelifique. Engrase ligeramente y enharine (con sorgo) un molde de cristal para pan de tamaño estándar.

- En un tazón grande, cremar la margarina con el azúcar y luego incorporar la calabaza. Añada la harina de linaza preparada.

- En otro bol más pequeño, bata la harina de sorgo, la harina de trigo sarraceno, la fécula de patata, la harina de arroz dulce, la goma xantana, la levadura en polvo, el bicarbonato de sodio y la sal.

- Incorporar gradualmente la mezcla de harina a la de calabaza y mezclar bien hasta que se forme una masa espesa. Incorporar las pepitas de chocolate y extenderla en el molde preparado.

- Hornee en el horno precalentado de 70 a 75 minutos, o hasta que al insertar un cuchillo en el centro éste salga limpio. Guárdalo tapado en un recipiente hermético hasta 2 días.

FONDANT DE MALVAVISCO

RENDIMIENTO: CUBRE UN PASTEL DE 2 CAPAS

El fondant es una de esas cosas maravillosas que pueden ayudar a transformar un pastel de "meh" a "maravilloso". Es fácil de usar y se puede hacer en múltiples colores. También puedes utilizar el fondant para hacer bonitas formas recortadas para pegarlas en tu tarta. Una vez que hayas cubierto tu tarta, extiende una capa fina y luego recórtala con un cortador de galletas -vea Cómo extender el fondant. Pincela ligeramente un lado con agua y pégalo en la tarta.

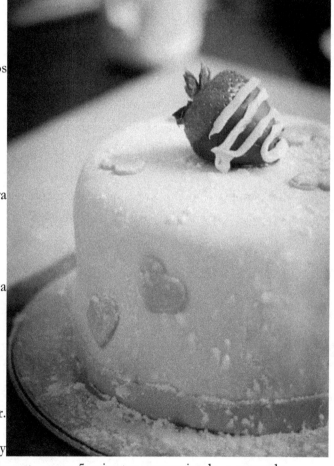

1 bolsa (10 onzas) de malvaviscos veganos, como los Dandies

¼ de taza de agua tibia

1 cucharadita de extracto de vainilla (opcional)

½ cucharada de aceite de coco refinado, más ¼ de taza para amasar y engrasar

2 ó 3 gotas de colorante alimentario (opcional)

1½ tazas de azúcar de repostería + aproximadamente ½ taza extra para amasar

Engrasar bien una espátula de silicona y un bol para mezclar.

• Poner los malvaviscos en una cacerola mediana y calentar a fuego medio-bajo hasta que estén pegajosos, durante unos 5 minutos, removiendo a menudo. Añadir el agua, el extracto de vainilla, ½ cucharada de aceite de coco y el colorante alimentario, si se desea. Continúe cocinando a fuego medio-bajo hasta que esté completamente suave, durante unos 7 minutos, removiendo a menudo con la espátula de silicona engrasada.

- Pasar a un bol muy bien engrasado. Incorporar con cuidado 1½ tazas de azúcar glas hasta que esté pegajosa. Lo más probable es que quede azúcar glas en el fondo del bol. No pasa nada, déjelo.

- Con las manos engrasadas, sacar del bol y amasar con ½ cucharada de aceite de coco y más azúcar glas hasta que la masa deje de estar pegajosa. Deberían ser necesarias varias adiciones pequeñas de azúcar glas, aproximadamente ½ taza en total, para conseguir la consistencia adecuada.

- Envuelve en papel de plástico y refrigera durante toda la noche. Saque el fondant de la nevera unos 10 o 15 minutos antes de utilizarlo. Guárdelo en un recipiente hermético en la nevera hasta 2 semanas.

Rodar el fondant

Tanto si utilizas mi receta de fondant de malvavisco como si optas por uno comprado en la tienda, como el de la marca Satin Ice, trabajar con fondant es más fácil de lo que parece; de hecho, creo que es la forma más sencilla de hacer una tarta de aspecto espectacular con poco esfuerzo. Sólo tienes que tener a mano unas cuantas herramientas económicas para que quede impecable.

Ten siempre a mano un pequeño recipiente de aceite de coco para engrasar tus manos, ya que el fondant tiende a secarse rápidamente, pero puede salvarse fácilmente dando un toque de aceite de coco o manteca.

Cuando se trabaja con fondant, recomiendo tener a mano algunas herramientas especiales para facilitar la experiencia. Un rodillo para fondant y unos aros de goma para rodar son muy útiles, así como una espátula para fondant, que permitirá una aplicación suave sobre la tarta.

El consejo más importante que puedo ofrecerte es que te asegures de que el pastel que estás cubriendo es uniforme. Utiliza un cuchillo de sierra para cortar los pasteles en capas uniformes (normalmente sólo hay que recortar la parte superior) y rellena los huecos con un poco de glaseado adicional. Utiliza el método anterior para crear una capa de migas y, si lo deseas, añade una última capa de glaseado al exterior de la tarta. Ahora está listo para cubrir el pastel.

Cuando extienda el fondant, asegúrese de hacerlo sobre una superficie muy limpia, plana y ligeramente azucarada. Utiliza los anillos de plástico de un rodillo de fondant para determinar el grosor del fondant, lo que garantizará una capa uniforme en la tarta. Utiliza el rodillo de fondant para ayudar a levantar el fondant enrollado y transferirlo uniformemente a la tarta. Remienda cualquier rotura o grieta con un toque de agua y/o aceite de coco. Por último, alisa la tarta con la espátula de fondant, moviendo suavemente la espátula sobre el fondant en un movimiento circular para eliminar cualquier bulto o burbuja grande. Si es necesario, puede introducir un alfiler limpio en las burbujas pequeñas para "reventarlas" antes de alisarlas. Sellar los bordes con bolas de fondant o con glasa.

GALLETAS DE MANTEQUILLA DE CACAHUETE PRETENCIOSAMENTE PERFECTAS

RENDIMIENTO: 24 GALLETAS

Para poder llamarse a sí mismo "perfecto" se necesita un buen poco de gusto, pero ¡hombre, oh hombre, estas galletas cumplen! Masticables, pero crujientes, y horneadas hasta que están gloriosamente doradas, también pueden ser perfectas galletas de mantequilla de almendras, anacardos o girasol si eres alérgico a los cacahuetes. Sólo tienes que cambiarla por otra mantequilla de frutos secos o semillas.

½ taza de margarina no láctea

¾ de taza de mantequilla de cacahuete suave

½ taza de azúcar

½ taza de azúcar moreno ligero envasado

1 cucharada de harina de linaza

2 cucharadas de agua

¾ de taza de harina de sorgo

¼ de taza de harina de tapioca

½ taza de fécula de patata

¾ de cucharadita de goma xantana

¾ de cucharadita de bicarbonato de sodio

- Precaliente el horno a 375°F.

- En un tazón grande, mezcle la margarina, la mantequilla de cacahuete y los azúcares hasta que esté suave. En un tazón pequeño, mezcle la harina de linaza con el agua y déjela reposar durante al menos 5 minutos, o hasta que esté espesa. Añadir a la mezcla de mantequilla de cacahuete.

- En un recipiente aparte, bata el resto de los ingredientes y luego incorpórelos gradualmente a la mezcla de mantequilla de cacahuete hasta que se haya añadido todo y se forme una masa grumosa. Formar bolas de masa de 2,5 cm y aplanar las galletas con un tenedor, formando un patrón entrecruzado y presionando suavemente pero con firmeza. Colocarlas a 5 cm de distancia en una bandeja para galletas sin engrasar.

- Hornear durante 11 minutos. Retirar del horno pero dejar que permanezcan en la bandeja hasta que se enfríen por completo. Almacenar en un recipiente hermético hasta 2 semanas. También se pueden congelar muy bien.

SNICKERDOODLES

RENDIMIENTO: 24 GALLETAS

Algunos especulan que las Snickerdoodles tienen raíces alemanas, mientras que otros creen que el nombre "Snickerdoodle" era simplemente otro nombre de galleta caprichosa de la tradición de Nueva Inglaterra del siglo XIX. Independientemente del origen del nombre, estas galletas son otro de los favoritos de la infancia.

2 cucharadas de harina de linaza

4 cucharadas de agua

½ taza de margarina no láctea

½ taza de manteca no hidrogenada

1½ tazas de azúcar, más 4 cucharadas para amasar

1 cucharadita de extracto de vainilla

2 cucharaditas de cremor tártaro

2 cucharaditas de bicarbonato de sodio

½ cucharadita de sal

1 taza de harina de sorgo

1 taza de harina de mijo

¾ de taza de fécula de patata

1 cucharadita de goma xantana

1 cucharada de canela, para enrollar

- Precaliente el horno a 375°F.

- En un tazón pequeño, mezcle la harina de linaza con el agua y déjela reposar durante al menos 5 minutos, o hasta que esté espesa.

• Mezclar la margarina, la manteca y 1½ tazas de azúcar hasta que esté suave. Mezclar la harina de linaza preparada, el extracto de vainilla, el cremor tártaro, el bicarbonato y la sal.

• En un cuenco aparte, combinar la harina de sorgo, la harina de mijo, la fécula de patata y la goma xantana. Combine lentamente la mezcla de harina con la de azúcar y mezcle enérgicamente (o utilice una batidora eléctrica a velocidad media-baja) hasta que se forme una masa firme.

• En otro tazón pequeño, combine las 4 cucharadas de azúcar con la canela.

• Forme bolas de masa de una pulgada y luego pase cada bola de masa por la mezcla de azúcar y canela.

• Colóquelas a 5 cm de distancia en una bandeja para galletas sin engrasar y hornéelas durante 9 minutos.

• Retirar del horno, espolvorear con un poco más de azúcar y dejar enfriar en la bandeja de horno durante unos 5 minutos.

• Pasar las galletas a una rejilla y dejar enfriar al menos 20 minutos más antes de manipularlas. Guardar en un recipiente hermético hasta 1 semana.

GALLETAS EN BLANCO Y NEGRO

RENDIMIENTO: 12 GALLETAS

Si nunca ha probado una galleta blanca y negra, está de enhorabuena. Estas enormes bestias de limón tienen no uno, sino dos sabores de glaseado: chocolate y vainilla.

½ taza + 1 cucharada de margarina no láctea

¾ de taza de azúcar

½ cucharadita de aceite o extracto de limón

2 cucharaditas de sustituto del huevo en polvo (como Orgran) mezcladas con 2 cucharadas de agua

1 taza de harina de besan/garbanzos

½ taza de harina de arroz blanco

½ taza de fécula de patata

1 cucharadita de goma xantana

½ cucharadita de levadura en polvo

¼ de cucharadita de sal

⅔ taza de leche no láctea

1 receta de glaseado de chocolate

1 receta de glaseado de vainilla

• Precaliente el horno a 350°F. Forrar una bandeja para hornear grande con papel pergamino.

• Mezcle la margarina y el azúcar en un bol grande. Añadir el aceite de limón y el sustituto del huevo preparado. En otro bol, bata el besan, la harina de arroz blanco, la fécula de patata, la goma xantana, la levadura en polvo y la sal. Añádalo a la mezcla de margarina y luego añada la leche no láctea. Remover bien para combinar hasta que se forme una masa de galletas esponjosa. Con una cuchara de helado, deje caer la masa en bolas de 3 onzas en la bandeja de galletas preparada, dejando unos 10 centímetros entre cada galleta. Tendrá que hacerlas en varias tandas ya que necesitan espacio para extenderse.

• Hornear durante 22 minutos, o hasta que los bordes estén ligeramente dorados. Retirar del horno y dejar enfriar completamente. Prepare el glaseado de vainilla y cubra una mitad de cada galleta con el glaseado de vainilla. Deje que se endurezca durante unos 20 minutos y prepare el glaseado de chocolate. Escarcha la otra mitad de cada galleta con el glaseado de chocolate. Deje que se endurezca completamente, durante unas 2 horas, antes de servir. Guardar en un recipiente hermético hasta 3 días.

CPSIA information can be obtained
at www.ICGtesting.com
Printed in the USA
BVHW011233070621
608939BV00014B/2958